DAS ULTIMATIVE DIVERTIKULITIS-HANDBUCH

Ihr unverzichtbarer Leitfaden zum Verstehen und Bewältigen von Krankheitsausbrüchen.

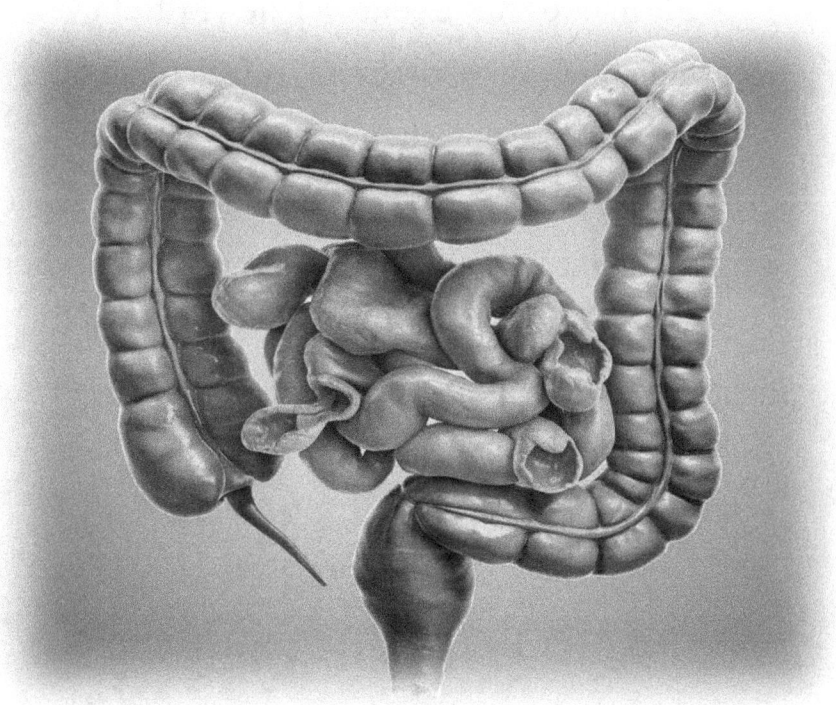

CHRISTIANA WHITE

Copyright © 2024 Christiana White

Alle Rechte vorbehalten. Kein Teil dieser Veröffentlichung darf ohne vorherige schriftliche Genehmigung des Herausgebers in irgendeiner Form oder mit irgendwelchen Mitteln, einschließlich Fotokopieren, Aufzeichnen oder anderen elektronischen oder mechanischen Verfahren, reproduziert, verbreitet oder übertragen werden, außer im Falle kurzer Zitate in kritischen Rezensionen und bestimmter anderer nichtkommerzieller Verwendungen, die durch das Urheberrecht gestattet sind.

Lust auf leckere Mahlzeiten, die auch Ihre Darmgesundheit unterstützen?

Wir haben das Richtige für Sie! Scannen Sie diesen QR-Code, um unsere Sammlung von Divertikulitis-Kochbüchern zu entdecken:

- **Kochbuch zur Divertikulitis-Diät** : Geschmackvolle Rezepte zur Ernährung Ihres Körpers und zur Vorbeugung von Krankheitsschüben
- **Divertikulitis-Diät-Kochbuch für Senioren** : Maßgeschneiderte Mahlzeiten für ältere Erwachsene zur Behandlung von Divertikulitis
- **Smoothie-Rezepte gegen Divertikulitis** : Schnelle und einfache, nährstoffreiche Smoothies zur Beruhigung Ihres Darms

Scannen Sie jetzt und beginnen Sie Ihre Reise zu köstlicher, darmfreundlicher Ernährung!

HAFTUNGSAUSSCHLUSS

Dieses Handbuch dient ausschließlich zu Informationszwecken und ist kein Ersatz für professionelle medizinische Beratung. Wenden Sie sich für persönliche Beratung und Behandlungsempfehlungen immer an Ihren Arzt.

INHALTSVERZEICHNIS.

EINFÜHRUNG 7

KAPITEL EINS: DIVERTIKULITIS VERSTEHEN 9

    Was ist Divertikulitis? 9

    Divertikulose vs. Divertikulitis 10

    Anatomie des Verdauungssystems 13

    Dickdarm und Divertikelbildung 14

    Die Schuldigen an den Ausbruchsschüben 16

KAPITEL ZWEI: ANZEICHEN UND SYMPTOME ERKENNEN 18

    Häufige Symptome eines Schubs 18

    Wann sollte man einen Arzt aufsuchen? 23

    Diagnosetools und -verfahren 26

KAPITEL DREI: BEWÄLTIGUNG VON SCHWERPUNKTEN 31

    Behandlungsmöglichkeiten 31

    Ernährungsstrategien für einen Krankheitsschub 35

KAPITEL VIER: VERHINDERUNG ZUKÜNFTIGER AUSBRÜCHE 40

    Ernährungsrichtlinien für die langfristige Behandlung ... 40

Lebensstiländerungen zur Vorbeugung............................45

Regelmäßige Kontrolluntersuchungen und Überwachungen. 49

KAPITEL FÜNF: LEBEN MIT DIVERTIKULITIS...............52

Mit den emotionalen Auswirkungen fertig werden..........52

Eine positive Einstellung bewahren. 55

KAPITEL SECHS: BONUS. 58

Häufig gestellte Fragen. 58

ABSCHLUSS 63

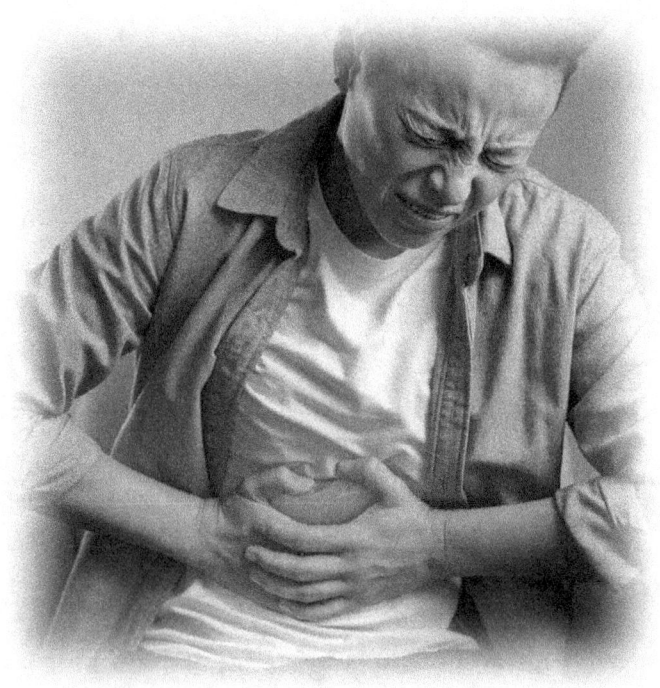

EINFÜHRUNG

ICH Stellen Sie sich ein Leben vor, in dem die Angst vor unerwarteten, schrecklichen Bauchschmerzen Ihre Entscheidungen nicht mehr beeinflusst. Stellen Sie sich vor, Sie essen ohne Anspannung, reisen ohne Sorgen und ergreifen jede Gelegenheit mit Zuversicht. Dies ist das Leben, das Sie außerhalb der Divertikulitis-Schübe erwartet.

Unzählige Menschen haben bereits das transformative Potenzial von Informationen und proaktivem Management erkannt. Sie haben gelernt, die subtilen Signale ihres Körpers zu verstehen, die Komplexität der Behandlungsmöglichkeiten zu bewältigen und ihren Lebensstil so zu verändern, dass sie ihr langfristiges Wohlbefinden fördern. Ihre Geschichten zeigen die Widerstandsfähigkeit des menschlichen Geistes und den starken Einfluss aufgeklärter Selbstfürsorge.

Auf diesen Seiten finden Sie eine Fülle von Ideen, Methoden und praktischen Anleitungen, die alle sorgfältig aufbereitet sind, um Ihnen auf Ihrem eigenen Weg zur Verdauungsunabhängigkeit zu helfen. Egal, ob Sie kürzlich diagnostiziert wurden, mehr über Ihre Krankheit erfahren möchten oder zukünftige Krankheitsschübe vermeiden möchten, dieses Handbuch ist eine zuverlässige Ressource.

Wir entmystifizieren die Komplexität der Divertikulitis, untersuchen ihre Ursachen und Auslöser und geben Ihnen die Werkzeuge an die Hand, die Sie benötigen, um Schübe richtig zu behandeln. Wir untersuchen die neuesten Forschungsergebnisse zu Ernährungs- und Lebensstiländerungen und geben Ihnen evidenzbasierte Ratschläge, um Ihre Darmgesundheit zu verbessern und das Risiko von Problemen zu verringern.

Dies ist jedoch nicht nur ein Leitfaden. Es ist eine Einladung, Ihr Leben wieder in den Griff zu bekommen, Ihre Gesundheit proaktiv anzugehen und angesichts einer schwierigen Krankheit ein Gefühl der Stärkung zu entwickeln.

„Das ultimative Divertikulitis-Handbuch" ist Ihr Schlüssel zu einer Zukunft, in der Sie die Divertikulitis nicht nur bewältigen, sondern auch überleben können. Lassen Sie uns gemeinsam Schritt für Schritt diese Reise in ein Leben mit mehr Komfort, Selbstvertrauen und Wohlbefinden antreten.

KAPITEL EINS: DIVERTIKULITIS VERSTEHEN

Was ist Divertikulitis?

Definition und Prävalenz

Divertikulitis ist eine Erkrankung, die durch die Entzündung oder Infektion kleiner Ausstülpungen, sogenannter Divertikel, gekennzeichnet ist, die sich in den Wänden des Verdauungstrakts, insbesondere im Dickdarm, bilden können. Diese Ausstülpungen bilden sich, wenn schwache Stellen in der Dickdarmwand unter Belastung nachgeben und Teile heraustreten. Divertikel sind normalerweise harmlos und asymptomatisch, aber wenn sie sich entzünden oder infizieren, verursachen sie eine Divertikulitis, die erhebliche Beschwerden und Magen-Darm-Probleme verursachen kann.

Divertikulitis kommt recht häufig vor, insbesondere in westlichen Ländern. Divertikulose, also das Vorhandensein von Divertikeln, betrifft schätzungsweise etwa 35 % der westlichen Weltbevölkerung.

Etwa 4–15 % der Menschen mit Divertikulose können eine Divertikulitis entwickeln. Divertikulose tritt mit zunehmendem Alter immer häufiger auf und betrifft mehr als

30 % der 50- bis 59-Jährigen und über 70 % der 80-Jährigen und Älteren.

Divertikulose vs. Divertikulitis

Divertikulose und Divertikulitis sind ähnliche, aber dennoch unterschiedliche Erkrankungen:

- **Divertikulose** : Dieser Begriff bezieht sich auf das Vorhandensein von Divertikeln im Dickdarm. Sie ist häufig asymptomatisch und wird zufällig bei Routineuntersuchungen oder bildgebenden Verfahren entdeckt.

Divertikulose verursacht keine Symptome und erfordert außer einer Ernährungsumstellung zur Vermeidung von Komplikationen keine Behandlung.

- **Divertikulitis** : Diese Erkrankung entsteht, wenn sich ein oder mehrere Divertikel entzünden oder infizieren. Zu den Symptomen einer Divertikulitis zählen starke Bauchschmerzen, Fieber, Übelkeit und Veränderungen der Stuhlgewohnheiten, darunter Verstopfung oder Durchfall.

Im Gegensatz zur Divertikulose erfordert die Divertikulitis eine medizinische Behandlung, die Antibiotika, eine

Ernährungsumstellung und in schweren Fällen eine Operation umfassen kann.

Risikofaktoren und Lebensstileinflüsse

Verschiedene Risikofaktoren und der Lebensstil können das Risiko einer Divertikulitis erhöhen:

- Alter: Das Risiko einer Divertikulitis steigt mit dem Alter, insbesondere nach dem 50. Lebensjahr.
- Ernährung: Eine ballaststoffarme Ernährung mit viel rotem Fleisch ist mit einer höheren Divertikulitisrate verbunden. Ballaststoffe machen den Stuhl weicher und senken den Darmdruck, wodurch möglicherweise die Bildung von Divertikeln verhindert wird.
- Fettleibigkeit: Übergewicht oder Fettleibigkeit erhöhen Ihr Risiko einer Divertikulitis.
- Körperliche Inaktivität: Ein sitzender Lebensstil steht im Zusammenhang mit einem erhöhten Risiko einer Divertikulitis. Regelmäßige körperliche Aktivität fördert die Darmtätigkeit und reduziert den Dickdarmdruck.
- Rauchen: Dies ist ein nachgewiesener Risikofaktor für Divertikulitis.

- Medikamente: Bestimmte Medikamente, darunter nichtsteroidale Antirheumatika (NSAR), Steroide und Opioide, können das Risiko einer Divertikulitis erhöhen.
- Genetik: Wenn in der Familie Fälle von Divertikulitis vorkommen, ist die Anfälligkeit einer Person höher.

Das Verständnis dieser Risikofaktoren ist von entscheidender Bedeutung, um vorbeugende Maßnahmen zu ergreifen und das Risiko für das Auftreten von Divertikulitis-Schüben zu senken.

Eine Änderung des Lebensstils, insbesondere die Umstellung auf eine ballaststoffreiche Ernährung und regelmäßige körperliche Betätigung, kann zur Bewältigung und Vermeidung dieser Erkrankung beitragen.

Anatomie des Verdauungssystems

Ein Überblick über den Verdauungstrakt.

Das Verdauungssystem ist ein komplexes Netzwerk von Organen, das Nahrung zerlegt, Nährstoffe aufnimmt und Abfallprodukte ausscheidet. Es besteht aus mehreren Hauptkomponenten:

- Mund: Die erste Phase der Verdauung, in der die Nahrung gekaut und mit Speichel vermischt wird.
- Speiseröhre: Ein Muskelschlauch, der Nahrung vom Mund zum Magen transportiert.
- Magen: Ein sackartiges Organ, das die Nahrung mithilfe von Säuren und Enzymen weiter verdaut.
- Der Dünndarm ist der Hauptort der Nährstoffaufnahme.
- Der Dickdarm (Kolon) ist für die Aufnahme von Wasser und die Speicherung von Abfallstoffen vor der Ausscheidung verantwortlich.
- Rektum und Anus: Die letzten Stadien des Verdauungstrakts, in denen Abfallstoffe aus dem Körper ausgeschieden werden.

Jeder Abschnitt des Verdauungstrakts ist für den gesamten Verdauungsprozess wichtig. Divertikulitis betrifft jedoch hauptsächlich den Dickdarm.

Dickdarm und Divertikelbildung

Der Dickdarm, oft auch Kolon genannt, ist der letzte Abschnitt des Verdauungstraktes.

Er ist etwa 1,5 Meter lang und hat einen größeren Durchmesser als der Dünndarm. Die Hauptaufgaben des Dickdarms sind:

- Wasseraufnahme: Der Dickdarm nimmt Wasser aus den Nahrungsresten auf, die zum Stuhl verfestigt werden.
- Abfallspeicherung: Der Stuhl wird im Dickdarm behalten, bis er vom Körper entfernt wird.
- Vitaminproduktion: Bakterien im Dickdarm tragen zur Produktion einiger Vitamine bei, darunter auch Vitamin K.

Divertikelbildung.

Divertikel sind kleine Ausstülpungen, die sich durch schwache Stellen in der Dickdarmwand ausdehnen können. Am häufigsten findet man sie im Sigma, dem S-förmigen Abschnitt des Dickdarms, der dem Rektum am nächsten liegt.

Der genaue Grund für die Divertikelbildung ist unbekannt, man geht jedoch davon aus, dass sie auf erhöhten Druck im Dickdarm zurückzuführen ist. Dieser Druck kann auftreten, wenn die Dickdarmmuskeln beim Transport des Stuhls stärker arbeiten, insbesondere wenn der Stuhl aufgrund einer ballaststoffarmen Ernährung hart und trocken ist.

Mit der Zeit kann dieser erhöhte Druck dazu führen, dass die inneren Schichten der Dickdarmwand durch Schwachstellen in den äußeren Muskelschichten drücken, was zur Bildung von Divertikeln führt.

Wichtige Punkte:

- Divertikel kommen am häufigsten im Sigma vor.
- Eine ballaststoffarme Ernährung ist ein wesentlicher Risikofaktor für die Divertikelbildung.
- Divertikel sind in der Regel harmlos (Divertikulose).

- Sie können sich jedoch entzünden oder infizieren, was zu einer Divertikulitis führt.

Das Verständnis der Anatomie des Dickdarms und des Prozesses der Divertikelbildung bildet die Grundlage für das Verständnis, wie Divertikulitis entsteht und wie sie kontrolliert und verhindert werden kann.

Die Schuldigen an den Ausbruchsschüben

Entzündung und Infektion: Zugrundeliegende Mechanismen

Der genaue Auslöser für diesen Prozess ist nicht immer offensichtlich, es wird jedoch vermutet, dass er auf eine Kombination von Faktoren zurückzuführen ist:

- **Verstopfung** : Ein kleines Stück Stuhl oder unverdaute Nahrung kann in einem Divertikel stecken bleiben und eine Blockade verursachen. Diese Blockade kann zu bakteriellem Überwuchs und Reizungen führen.
- **Mikroperforation** : Das eingeschlossene Material kann einen winzigen Riss oder eine Perforation in der Divertikelwand verursachen, wodurch Keime in das

umliegende Gewebe gelangen und eine Infektion verursachen können.

- **Immunreaktion:** Das Immunsystem des Körpers reagiert auf die Entzündung oder Infektion und verursacht weitere Schwellungen, Beschwerden und andere Symptome.

Eine Divertikulitis-bedingte Entzündung und Infektion kann mittelschwer oder schwer sein. In mittelschweren Fällen kann die Entzündung mit einer konservativen Behandlung von selbst verschwinden.

In schwereren Fällen können Probleme wie Abszessbildung, Perforation oder Peritonitis (Entzündung der Bauchschleimhaut) auftreten.

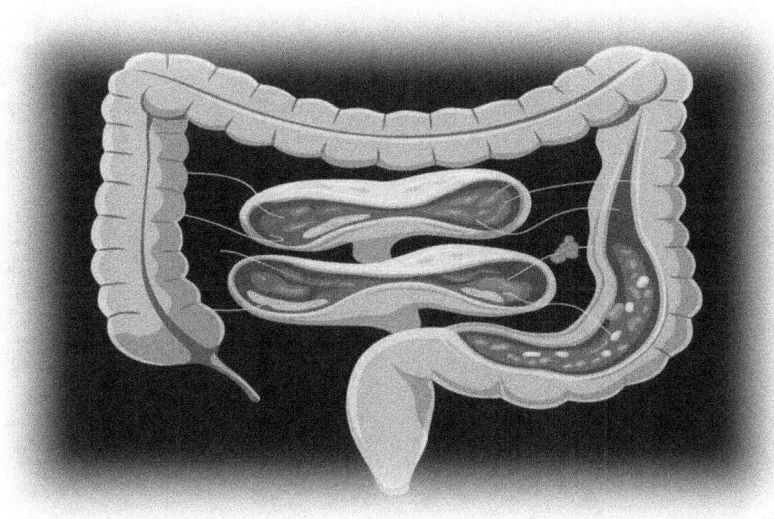

KAPITEL ZWEI: ANZEICHEN UND SYMPTOME ERKENNEN

Häufige Symptome eines Schubs

Ein Ausbruch einer Divertikulitis kann mit einer Vielzahl von Symptomen einhergehen, von leichten Beschwerden bis hin zu starken Schmerzen und den Folgen.

Das frühzeitige Erkennen dieser Anzeichen ist entscheidend, um die richtige medizinische Hilfe zu erhalten und schwerwiegende Probleme zu vermeiden.

Merkmale von Bauchschmerzen

Bauchschmerzen sind das häufigste und sichtbarste Anzeichen eines Divertikulitis-Ausbruchs. Schmerzen sind typischerweise:

- Das Sigma, das am häufigsten von Divertikeln betroffen ist, befindet sich im linken Unterbauch. Beschwerden können jedoch auch in anderen Teilen des Bauches auftreten.

- Anhaltend und krampfartig: Die Beschwerden werden im Allgemeinen als dumpfer Schmerz mit gelegentlich starken Krämpfen beschrieben.
- Verschlimmerung durch Bewegung oder Druck: Husten, Niesen oder sogar Gehen können die Schmerzen verschlimmern.
- Das Ablassen von Gasen oder der Stuhlgang kann den Druck im Dickdarm vorübergehend senken.

Die Schmerzen können von leichtem Unbehagen bis zu akuter Qual reichen.

Wenn bei Ihnen plötzlich starke Magenbeschwerden auftreten, insbesondere wenn diese von anderen Symptomen wie Fieber oder Erbrechen begleitet werden, suchen Sie sofort einen Arzt auf.

Veränderungen der Stuhlgewohnheiten

Eine Divertikulitis kann den normalen Stuhlgang beeinträchtigen und zu unterschiedlichen Stuhlgewohnheiten führen:

- Verstopfung: Dies ist eine häufige Beschwerde, die durch eine Entzündung und Verengung des Dickdarms verursacht wird.
- Durchfall: Unter bestimmten Umständen kann eine Divertikulitis Durchfall verursachen, insbesondere wenn eine Infektion vorliegt.
- Abwechselnd Verstopfung und Durchfall: Dies kann passieren, wenn sich das Problem verschlimmert.
- Blut im Stuhl: Blut im Stuhl ist nicht immer vorhanden, kann aber auf eine Blutung aus einem entzündeten oder erkrankten Divertikel hinweisen. Dies erfordert eine sofortige ärztliche Untersuchung.

Informieren Sie Ihren Arzt über alle größeren oder anhaltenden Veränderungen Ihrer Stuhlgewohnheiten, da diese auf einen Krankheitsausbruch oder ein anderes zugrunde liegendes Verdauungsproblem hinweisen können.

Übelkeit, Erbrechen und Fieber.

Diese Symptome begleiten häufig einen Divertikulitis-Schub, insbesondere wenn eine schwere Entzündung oder Infektion vorliegt.

- Übelkeit und Erbrechen: Diese Symptome werden durch Entzündungen und Reizungen im Verdauungstrakt verursacht.
- Fieber: Fieber zeigt an, dass der Körper gegen eine Infektion kämpft. Häufig geht es mit Schüttelfrost und allgemeinem Unwohlsein einher.

Wenn Sie anhaltende Übelkeit, Erbrechen oder Fieber haben, suchen Sie sofort ärztliche Hilfe auf, da diese Symptome auf eine gefährliche Infektion hinweisen können, die sofort behandelt werden muss.

Andere mögliche Symptome

Darüber hinaus können Divertikulitis-Schübe Folgendes verursachen:

- Blähungen und Gase: Diese Symptome können durch Veränderungen der Darmfunktion oder eine bakterielle Überwucherung verursacht werden.
- Appetitlosigkeit: Diese geht häufig mit Übelkeit und Bauchschmerzen einher.
- Müdigkeit und Schwäche: Diese Symptome können durch die Bemühungen des Körpers verursacht werden, Infektionen und Entzündungen zu bekämpfen.
- Harnwegssymptome: In manchen Fällen kann eine Divertikulitis die Blase reizen, was zu häufigem Harndrang oder einem brennenden Gefühl beim Wasserlassen führt.

Diese Symptome treten zwar nicht so häufig auf wie die oben genannten Hauptsymptome, können aber dennoch während eines Krankheitsschubs zu Unbehagen und einer geringeren Lebensqualität führen.

Denken Sie daran, Ihren Arzt aufzusuchen, wenn Sie eines dieser Symptome bemerken, insbesondere, wenn sie schwerwiegend sind oder anhalten.

Eine frühzeitige Diagnose und Behandlung sind für die erfolgreiche Bekämpfung der Divertikulitis und die Vermeidung von Komplikationen von entscheidender Bedeutung.

Wann sollte man einen Arzt aufsuchen?

Während einige Divertikulitis-Schübe klein sind und mit einer vorsichtigen Heimtherapie abheilen, schreiten andere schnell fort und haben schwerwiegende Folgen.

Für eine genaue Diagnose und Behandlung ist es entscheidend, die Warnsignale zu erkennen und so schnell wie möglich medizinische Hilfe in Anspruch zu nehmen.

Rote Flaggen und Warnzeichen

Wenn bei Ihnen eines der folgenden Symptome auftritt, sollten Sie sofort einen Arzt aufsuchen.

- Starke Bauchschmerzen: Schmerzen, die stark und anhaltend sind oder sich mit der Zeit verstärken.
- Hohes Fieber: anhaltendes oder wiederkehrendes Fieber über 38,3 °C (101 °F).

- Schüttelfrost und Zittern können mit hohem Fieber einhergehen und auf eine gefährliche Infektion hinweisen.
- Blutiger Stuhl: Blut in Ihrem Stuhl, egal ob leuchtend rot oder schwarz und klebrig, erfordert sofortige Aufmerksamkeit.
- Anhaltende Übelkeit und Erbrechen: Die Unfähigkeit, Wasser oder Nahrung zu sich zu nehmen, kann zu Dehydrierung und Elektrolytstörungen führen.
- Zu den Anzeichen eines Darmverschlusses zählen schwere Verstopfung, Unfähigkeit, Gase abzulassen und ein Blähbauch.
- Zu den Anzeichen einer Bauchfellentzündung zählen starke Bauchschmerzen, Wundsein, Steifheit, Fieber und ein schneller Herzschlag. Eine Bauchfellentzündung ist ein medizinischer Notfall, der eine schnelle chirurgische Behandlung erfordert.

Der Wert einer frühen Diagnose und Behandlung

Eine frühzeitige Erkennung und Behandlung einer Divertikulitis ist aus verschiedenen Gründen wichtig:

- **Komplikationsprävention** : Eine frühzeitige Therapie kann dazu beitragen, das Fortschreiten der Entzündung und Infektion zu verhindern und das Risiko von Folgen wie Abszessbildung, Perforation, Peritonitis und Sepsis zu verringern.
- **Linderung von Beschwerden und Schmerzen:** Eine sofortige medizinische Behandlung kann die Symptome lindern und die Lebensqualität während eines Krankheitsschubs verbessern.
- **Verringerung des Operationsbedarfs** : Eine frühzeitige Behandlung mit Antibiotika und anderen konservativen Methoden kann häufig einen chirurgischen Eingriff verhindern.
- **Verbesserung langfristiger Ergebnisse** : Indem Sie schnell auf Krankheitsausbrüche reagieren und die erforderlichen Änderungen Ihres Lebensstils vornehmen, können Sie die Häufigkeit und Schwere zukünftiger Episoden verringern und gleichzeitig Ihre allgemeine Verdauungsgesundheit verbessern.

Diagnosetools und -verfahren.

Für die richtige Kontrolle und Behandlung einer Divertikulitis ist eine genaue Diagnose von entscheidender Bedeutung.

Um das Vorhandensein einer Divertikulitis festzustellen und deren Schweregrad zu bestimmen, kombinieren Gesundheitsexperten klinische Untersuchungen und diagnostische Tests.

Körperliche Untersuchung und Krankengeschichte

Der Diagnoseprozess beginnt normalerweise mit einer umfassenden körperlichen Untersuchung und einer Überprüfung Ihrer Krankengeschichte. Der Arzt wird:

- Bewerten Sie Ihre Symptome: Sie werden nach der Art, dem Ort, der Dauer und der Schwere Ihrer Bauchschmerzen sowie nach anderen Symptomen gefragt, die möglicherweise auftreten.
- Führen Sie eine körperliche Untersuchung durch. Dabei wird Ihr Bauch auf Schmerzen, Abwehrspannungen oder Knoten abgetastet.
- Überprüfen Sie Ihre Krankengeschichte: Sie werden nach Ihren früheren Erkrankungen, Operationen,

Medikamenten und der Divertikelkrankheit in Ihrer Familie gefragt.

Mithilfe dieser ersten Untersuchung kann Ihr Arzt die Wahrscheinlichkeit einer Divertikulitis bestimmen und die nachfolgenden Diagnosetests durchführen.

Bildgebende Verfahren

Bildgebende Untersuchungen sind für die Bestätigung und Messung des Schweregrads einer Divertikulitis von entscheidender Bedeutung.

- **CT-Scan** : Die Computertomographie (CT) ist die am häufigsten verwendete bildgebende Untersuchung zur Diagnose einer Divertikulitis. Dabei werden präzise Bilder des Bauches und des Beckens aufgenommen, sodass Ihr Arzt den Dickdarm sehen, entzündliche Divertikel identifizieren und Probleme wie Abszesse oder Perforationen erkennen kann.
- **Ultraschall** : Unter bestimmten Umständen kann ein Ultraschall durchgeführt werden, insbesondere wenn das Risiko von Komplikationen wie einem Abszess besteht. Allerdings ist dieser Ultraschall bei der Erkennung einer Divertikulitis weniger sensibel als ein CT-Scan.

- **Röntgen** : Mit einer Röntgenaufnahme des Bauchraums können andere Ursachen für Bauchbeschwerden, wie etwa ein Darmverschluss oder eine Darmperforation, ausgeschlossen werden, sie eignet sich jedoch nicht speziell zum Nachweis einer Divertikulitis.

Blutuntersuchungen und Stuhlproben

- **Blutuntersuchungen** : Ein großes Blutbild (CBC) kann Anzeichen einer Krankheit erkennen, wie z. B. eine erhöhte Anzahl weißer Blutkörperchen. Andere Blutuntersuchungen wie CRP und BSG können ebenfalls Entzündungen erkennen.
- **Stuhlproben** : Eine Stuhlprobe kann auf Blut untersucht werden, was auf eine Blutung aus einem entzündeten Divertikel hinweisen könnte. Stuhlkulturen können auch verwendet werden, um die genauen Bakterien zu bestimmen, die die Krankheit verursachen.

Koloskopie

Bei einer Koloskopie handelt es sich um eine Technik, bei der ein flexibler Schlauch mit einer Kamera in das Rektum eingeführt wird, um den gesamten Dickdarm zu untersuchen.

Aufgrund der Gefahr einer Perforation wird es während eines akuten Divertikulitis-Schubs normalerweise vermieden. Es kann jedoch ratsam sein, wenn die Reizung nachgelassen hat:

- Bestätigen Sie die Diagnose: Eine Koloskopie kann dabei helfen, Divertikel sichtbar zu machen und das Ausmaß der Entzündung oder Vernarbung zu bestimmen.
- Andere Erkrankungen ausschließen: Dies kann helfen, andere mögliche Ursachen Ihrer Symptome auszuschließen, wie etwa Dickdarmkrebs oder entzündliche Darmerkrankungen.
- Bestimmen Sie, ob eine Operation erforderlich ist: Unter bestimmten Umständen kann eine Koloskopie durchgeführt werden, um den Schweregrad der Erkrankung zu beurteilen und festzustellen, ob eine Operation erforderlich ist.

Die Empfehlungen Ihres Arztes zu diagnostischen Tests richten sich nach Ihren persönlichen Umständen und der Schwere Ihrer Symptome.

Wenn Sie Fragen oder Bedenken zum Diagnoseprozess haben, besprechen Sie diese bitte mit Ihrem Arzt.

Sie können die Gründe für jeden Test erläutern und sagen, was zu erwarten ist.

KAPITEL DREI: BEWÄLTIGUNG VON SCHWERPUNKTEN

<u>Behandlungsmöglichkeiten</u>

Die Behandlung einer Divertikulitis richtet sich nach der Intensität des Krankheitsschubs, dem Vorhandensein von Komorbiditäten und Ihrem allgemeinen Gesundheitszustand.

Das Spektrum reicht von vorsichtiger häuslicher Pflege bis hin zu Krankenhausaufenthalten und chirurgischen Eingriffen.

Konservatives Management

Bei leichten Fällen einer Divertikulitis ohne Folgen kann eine konservative Behandlung zu Hause ausreichend sein. Dazu gehören oft:

- Ruhe: Wenn Sie ausreichend Ruhe bekommen, kann sich Ihr Körper auf die Heilung und die Bekämpfung von Entzündungen konzentrieren.
- Ernährungsumstellung: Zunächst kann eine klare Flüssigdiät empfohlen werden, um Ihren Darm zu entlasten. Wenn sich Ihre Symptome bessern, führen Sie nach und nach wieder ballaststoffarme

Lebensmittel ein und kehren schließlich zu einer ballaststoffreichen Ernährung zurück.

- Antibiotika: Zur Behandlung der durch Divertikulitis verursachten Infektion werden häufig orale Antibiotika verabreicht. Art und Dauer der Antibiotikabehandlung richten sich nach der Schwere Ihrer Erkrankung und eventuellen zugrunde liegenden Gesundheitszuständen.

- Behandlung von Beschwerden: Bei leichten bis mäßigen Beschwerden können rezeptfreie Schmerzmittel wie Paracetamol (Tylenol) empfohlen werden. Bei Bedarf kann Ihr Arzt Ihnen stärkere Schmerzmittel verschreiben.

Schmerztherapie

Die Linderung der Beschwerden ist ein wichtiger Bestandteil der Divertikulitis-Behandlung. Zusätzlich zu rezeptfreien Schmerzmitteln kann Ihr Arzt Ihnen Folgendes verschreiben:

- Verschreibungspflichtige Schmerzmittel: Wenn rezeptfreie Medikamente nicht wirken, kann Ihr Arzt Ihnen stärkere Schmerzmittel wie Opioide zur kurzfristigen Anwendung verschreiben.

- Antispasmodika: Diese Medikamente können die Dickdarmmuskulatur entspannen und so Krämpfe und Schmerzen lindern.

Um mögliche Nebenwirkungen und Abhängigkeit zu vermeiden, sollten Sie sich hinsichtlich der Dosierung und Einnahmedauer des Schmerzmittels strikt an die Anweisungen Ihres Arztes halten.

Krankenhausaufenthalt

Ein Krankenhausaufenthalt kann erforderlich sein, wenn:

- Sie haben schwere Symptome, wie beispielsweise hohes Fieber, anhaltendes Erbrechen oder Anzeichen eines Darmverschlusses oder einer Bauchfellentzündung.
- Sie vertragen keine orale Nahrungsaufnahme: Wenn Sie aufgrund von Übelkeit und Erbrechen keine Flüssigkeit trinken oder keine Medikamente einnehmen können, benötigen Sie möglicherweise im Krankenhaus intravenöse Flüssigkeits- und Medikamentenzufuhr.
- Sie haben Probleme wie einen Abszess, eine Perforation oder eine Fistel (eine falsche Verbindung zwischen dem Dickdarm und einem anderen Organ).

- Es liegen bei Ihnen andere gesundheitliche Probleme vor, die Ihre Genesung erschweren oder das Risiko von Komplikationen erhöhen können.

Sie werden im Krankenhaus genau beobachtet, erhalten intravenös Flüssigkeit und Antibiotika und es werden möglicherweise zusätzliche Tests oder Verfahren durchgeführt, wie zum Beispiel eine Computertomographie oder die Drainage eines Abszesses.

Chirurgische Eingriffe

In mehreren Fällen kann eine Operation empfohlen werden, darunter:

- Rezidivierende Divertikulitis: Wenn trotz konservativer Behandlung immer wieder Krankheitsschübe auftreten.
- Komplikationen: Abszess, Perforation, Fistel oder Striktur (Verengung des Dickdarms).
- Unkontrollierte Blutungen: In seltenen Fällen kann eine Divertikulitis zu schweren Blutungen führen, die einen chirurgischen Eingriff erforderlich machen.

Es gibt verschiedene Operationstechniken bei Divertikulitis, darunter:

- Primäre Darmresektion: Bei diesem Verfahren wird der erkrankte Teil des Dickdarms entfernt und die gesunden Enden wieder verbunden.
- Laparoskopische Chirurgie: Bei diesem minimalinvasiven Verfahren werden kleine Einschnitte und spezielle Geräte verwendet, was im Allgemeinen zu einer schnelleren Genesungszeit führt.
- Koloskopie kombiniert mit endoskopischen Operationen: Unter bestimmten Umständen können weniger invasive endoskopische Techniken durchgeführt werden, um einen Abszess zu entleeren oder eine Fistel zu behandeln.

Die empfohlene Art der Operation richtet sich nach Ihren persönlichen Umständen und der Schwere der Erkrankung.

Ernährungsstrategien für einen Krankheitsschub

Ernährungsumstellungen sind entscheidend für die Kontrolle von Divertikulitisschüben. Die Hauptziele von Ernährungsumstellungen während einer Episode sind:

- Entlasten Sie den Darm: Wenn Sie Ihrem Verdauungssystem Ruhe gönnen, kann dies Entzündungen lindern und die Heilung verbessern.

- Reduzieren Sie die Reizung: Vermeiden Sie Nahrungsmittel, die Symptome verursachen oder verschlimmern können.
- Sorgen Sie für ausreichende Flüssigkeitszufuhr: Sorgen Sie für eine ausreichende Flüssigkeitsaufnahme, um eine Dehydrierung zu vermeiden und Ihre allgemeine Gesundheit zu verbessern.

Klare Flüssigdiät

In den frühen Phasen eines Krankheitsschubs, wenn die Symptome am stärksten sind, empfiehlt Ihr Arzt möglicherweise eine Diät mit klaren Flüssignahrungsmitteln.

Diese Diät besteht aus leicht verdaulichen Flüssigkeiten, die im Verdauungstrakt kaum Rückstände hinterlassen. Beispiele für transparente Flüssigkeiten sind:

- Wasser.
- Klare Brühe oder Bouillon.
- Klare Fruchtsäfte (ohne Fruchtfleisch)
- Gelatine
- Eis am Stiel.
- Tee oder Kaffee (ohne Milch oder Sahne).

Die Diät mit klaren Flüssignahrungsmitteln wird normalerweise einige Tage lang befolgt oder bis sich Ihre Symptome zu bessern beginnen.

In dieser Phase ist es wichtig, feste Nahrung und Milchprodukte zu vermeiden.

Schrittweise Wiedereinführung von Lebensmitteln

Wenn sich Ihre Symptome bessern, können Sie nach und nach wieder bestimmte Lebensmittel in Ihre Ernährung aufnehmen. Beginnen Sie mit ballaststoffarmen, leicht verdaulichen Lebensmitteln wie:

- Gekochtes Gemüse ohne Schale oder Kerne.
- Reife Bananen.
- Apfelmus.
- Weißer Reis.
- Naturjoghurt
- Rührei.

Erhöhen Sie Menge und Vielfalt der Mahlzeiten schrittweise, je nach Verträglichkeit, und kehren Sie schließlich zu einer ballaststoffreichen Ernährung zurück.

Durch dieses schrittweise Vorgehen vermeiden Sie eine Überlastung Ihres Verdauungssystems und verringern die Gefahr weiterer Entzündungen.

Lebensmittel.

Während eines Divertikulitis-Schubs ist es wichtig, Nahrungsmittel zu vermeiden, die den Verdauungstrakt reizen oder die Symptome verschlimmern. Dazu gehören:

- Ballaststoffreiche Mahlzeiten: Eine ballaststoffreiche Ernährung kann zwar bei der langfristigen Behandlung helfen, während eines Schubs ist es jedoch besser, ballaststoffreiche Nahrungsmittel zu vermeiden, da sie den Stuhlgang erhöhen und möglicherweise die Entzündung verschlimmern können. Beispiele hierfür sind rohes Obst und Gemüse, Vollkornprodukte, Nüsse und Samen.
- Scharfe Speisen: Sie können den Verdauungstrakt reizen und die Symptome verschlimmern.
- Fettige oder frittierte Speisen sind schwer verdaulich und können Übelkeit und Durchfall verursachen.
- Alkohol und Koffein können den Darm reizen und die Symptome verschlimmern.

- Kohlensäurehaltige Getränke: Sie können Blähungen und Blähungen verursachen, die während eines Krankheitsschubs unangenehm sein können.

Bei einem Divertikulitis-Schub ist es wichtig, ausreichend Flüssigkeit zu sich zu nehmen, insbesondere wenn Sie unter Durchfall oder Erbrechen leiden.

Eine ausreichende Flüssigkeitsaufnahme verringert die Dehydrierung, macht den Stuhl weicher und fördert die allgemeine Genesung. Versuchen Sie, den ganzen Tag über viel Wasser und andere klare Getränke zu sich zu nehmen.

Erinnern :

- Befolgen Sie die Ernährungsempfehlungen Ihres Arztes genau. Diese können je nach Schwere des Krankheitsausbruchs und eventuell vorhandenen anderen gesundheitlichen Problemen unterschiedlich ausfallen.
- Achten Sie auf Ihren Körper und vermeiden Sie Nahrungsmittel, die Ihre Symptome zu provozieren oder zu verschlimmern scheinen.
- Wenn Sie Fragen oder Bedenken zu Ihrer Ernährung während eines Schubs haben, wenden Sie sich an Ihren Arzt oder einen zertifizierten Ernährungsberater. Sie können Ihnen persönliche Beratung und Unterstützung bieten.

KAPITEL VIER: VERHINDERUNG ZUKÜNFTIGER AUSBRÜCHE

Ernährungsrichtlinien für die langfristige Behandlung

Wenn ein Divertikulitis-Schub abgeklungen ist und Sie zu einer normalen Ernährung zurückgekehrt sind, kann die Umsetzung einer langfristigen Ernährungsweise, die auf die Darmgesundheit ausgerichtet ist, das Risiko künftiger Episoden drastisch minimieren und die allgemeine Verdauungsgesundheit verbessern.

Ballaststoffreiche Ernährung

Eine ballaststoffreiche Ernährung gilt als Eckpfeiler der Divertikulitis-Vorbeugung. Ballaststoffe machen den Stuhl voluminöser, erleichtern den Stuhlgang und entlasten den Dickdarm.

Dadurch kann die Entstehung neuer Divertikel verhindert und das Risiko einer Entzündung oder Infektion bestehender Divertikel verringert werden.

Die empfohlene tägliche Ballaststoffaufnahme für Erwachsene beträgt:

- Männer: 38 Gramm.
- Frauen: 25 Gramm.

Um Blähungen und Völlegefühl zu vermeiden, sollten Sie Ihre Ballaststoffaufnahme schrittweise erhöhen. Beginnen Sie mit ein paar Gramm Ballaststoffen pro Tag und steigern Sie diese schrittweise auf die empfohlene Menge.

Ballaststoffreiche Lebensmittel

Nehmen Sie eine breite Palette ballaststoffreicher Lebensmittel in Ihre Ernährung auf, darunter:

- Obst: Erdbeeren, Äpfel, Birnen, Bananen und Orangen.
- Zum Gemüse gehören Brokkoli, Rosenkohl, Karotten, Spinat und Grünkohl.
- Zu Vollkornprodukten zählen Naturreis, Quinoa, Hafer, Vollkornbrot und Vollkornnudeln.
- Zu den Hülsenfrüchten zählen Linsen, Bohnen, Kichererbsen und Erbsen.
- Zu den Nüssen und Samen zählen Mandeln, Walnüsse, Chiasamen und Leinsamen.

Vollwertkost ist verarbeiteten Lebensmitteln vorzuziehen, da sie mehr Ballaststoffe und andere wichtige Elemente enthält.

Probiotika und Präbiotika.

- Probiotika: Dies sind lebende, nützliche Bakterien, die helfen können, eine gesunde Darmflora aufrechtzuerhalten. Sie sind in fermentierten Lebensmitteln wie Joghurt, Kefir, Sauerkraut und Kimchi sowie in probiotischen Nahrungsergänzungsmitteln enthalten.
- Präbiotika: Dies sind unverdauliche Ballaststoffe, die die guten Bakterien in Ihrem Magen ernähren. Sie sind in Lebensmitteln wie Zwiebeln, Knoblauch, Bananen, Spargel und Vollkorn enthalten.

Die Aufnahme von Probiotika und Präbiotika in Ihre Ernährung kann zur Erhaltung einer gesunden Darmflora beitragen und möglicherweise das Risiko eines erneuten Ausbruchs einer Divertikulitis senken.

Ergänzungen

Eine gesunde Ernährung sollte Ihnen den Großteil der benötigten Nährstoffe liefern, manche Personen mit Divertikulitis können jedoch von den folgenden Nahrungsergänzungsmitteln profitieren:

- Ballaststoffpräparate: Wenn Sie über Ihre Ernährung nicht genügend Ballaststoffe aufnehmen, kann Ihr Arzt Ihnen ein Ballaststoffpräparat wie Flohsamenschalen oder Methylcellulose verschreiben.
- Probiotische Nahrungsergänzungsmittel: Diese können hilfreich sein, wenn Sie nicht genügend probiotikareiche Lebensmittel zu sich nehmen oder wenn bei Ihnen in der Vergangenheit Magen-Darm-Probleme aufgetreten sind.
- Andere Nahrungsergänzungsmittel: Einige Forschungsergebnisse deuten darauf hin, dass bestimmte Nahrungsergänzungsmittel wie Fischöl oder Curcumin entzündungshemmende Eigenschaften haben, die Patienten mit Divertikulitis helfen können. Auf diesem Gebiet sind jedoch weitere Forschungsarbeiten erforderlich.

Es ist unbedingt erforderlich, vor der Einnahme neuer Nahrungsergänzungsmittel Ihren Arzt zu konsultieren, da es zu Wechselwirkungen mit bestimmten Medikamenten kommen kann oder diese nicht für jeden geeignet sind.

Erinnern :

- Für eine langfristige Divertikulitis-Therapie ist eine ballaststoffreiche Ernährung unerlässlich.
- Nehmen Sie in Ihrer Ernährung eine Vielzahl ballaststoffreicher Lebensmittel zu sich.
- Erwägen Sie die Verwendung von Probiotika und Präbiotika zur Verbesserung der Darmgesundheit.
- Besprechen Sie die Einnahme von Nahrungsergänzungsmitteln mit Ihrem Arzt, bevor Sie damit beginnen.

Durch diese Ernährungsumstellung können Sie proaktiv Maßnahmen ergreifen, um zukünftige Krankheitsausbrüche zu vermeiden und eine langfristige Verdauungsgesundheit zu fördern.

Lebensstiländerungen zur Vorbeugung

Zur Vorbeugung von Divertikulitis-Schüben sind Ernährungsumstellungen wichtig, doch ebenso wichtig ist die Aufrechterhaltung einer gesunden Lebensführung.

Die folgenden Änderungen Ihres Lebensstils können dazu beitragen, Ihr Risiko zu minimieren und das allgemeine Wohlbefinden zu steigern:

Regelmäßige Bewegung.

Regelmäßige körperliche Aktivität bietet zahlreiche Vorteile für die Verdauungsgesundheit und die Vorbeugung von Divertikulitis.

- Verbesserte Darmmotilität: Bewegung stimuliert die Darmmuskulatur, fördert den regelmäßigen Stuhlgang und reduziert Verstopfung, einen Hauptrisikofaktor für Divertikulitis.
- Gewichtskontrolle: Durch die Aufrechterhaltung eines gesunden Gewichts wird der Druck auf Ihren Dickdarm verringert und die Wahrscheinlichkeit einer Divertikelbildung reduziert.

- Stressabbau: Körperliche Aktivität kann helfen, Stress zu bewältigen, der bei manchen Menschen als Auslöser von Stressausbrüchen gilt.
- Allgemeine gesundheitliche Vorteile: Bewegung stärkt Ihr Immunsystem, Ihre Herz-Kreislauf-Gesundheit und Ihre Stimmung, was alles zu einem gesünderen Darm führt.

Versuchen Sie an den meisten Tagen der Woche mindestens 30 Minuten lang einer Aktivität mittlerer Intensität nachzugehen, zum Beispiel zügiges Gehen, Radfahren oder Schwimmen.

Wenn Sie zum ersten Mal mit dem Training beginnen, beginnen Sie langsam und steigern Sie mit der Zeit schrittweise Dauer und Intensität.

Stressabbau

Stress wirkt sich negativ auf Ihr Verdauungssystem aus und kann zu Divertikulitis-Schüben führen. Die Umsetzung von Stressbewältigungspraktiken hilft Ihnen, mit den Problemen des Lebens fertig zu werden und gleichzeitig die Darmgesundheit zu fördern.

Erwägen Sie, die folgenden Techniken zur Stressreduzierung in Ihren Alltag zu integrieren.

- Achtsamkeit und Meditation: Diese Aktivitäten können Ihnen dabei helfen, ein Gefühl der Ruhe und Konzentration zu entwickeln, Ängste abzubauen und die Entspannung zu steigern.
- Yoga und Tai Chi sind sanfte Trainingsformen, die Bewegung, Atemkontrolle und Meditation kombinieren, um sowohl die körperliche als auch die geistige Gesundheit zu fördern.
- Übungen zur Tiefen-Atemübung: Einfache Methoden zur Tiefen-Atemübung können überall und jederzeit durchgeführt werden, um Entspannung zu fördern und Spannungen abzubauen.
- Zeit in der Natur verbringen: Studien haben gezeigt, dass der Kontakt mit der Natur Stress reduziert und die Stimmung verbessert.
- Gehen Sie Hobbys und Aktivitäten nach, die Ihnen Spaß machen: Dinge zu tun, die Ihnen Spaß machen, kann eine gesunde Ablenkung von Spannungen bieten und gleichzeitig Ihr allgemeines Wohlbefinden verbessern.

Gewichtskontrolle

Um Divertikulitis vorzubeugen, ist es wichtig, ein gesundes Körpergewicht zu halten. Übergewicht belastet Ihren Dickdarm und erhöht die Wahrscheinlichkeit der Divertikelbildung und Entzündung.

Wenn Sie übergewichtig oder fettleibig sind, konsultieren Sie Ihren Arzt, um einen sicheren und erfolgreichen Gewichtsverlustplan zu erstellen. Dies könnte eine Kombination aus Ernährungsumstellungen, erhöhter körperlicher Aktivität und Verhaltensverbesserungen umfassen.

Vermeiden Sie Rauchen und übermäßigen Alkoholkonsum.

- Rauchen: Es schwächt das Immunsystem, verringert die Durchblutung und erhöht das Risiko einer Reihe von Gesundheitsproblemen, darunter Divertikulitis. Mit dem Rauchen aufzuhören ist eines der besten Dinge, die Sie für Ihre allgemeine Gesundheit und Verdauungsfunktion tun können.
- Übermäßiger Alkoholkonsum kann die Darmschleimhaut reizen und das Risiko eines Divertikulitis-Ausbruchs erhöhen. Wenn Sie Alkohol trinken, tun Sie dies in Maßen.

Durch diese Änderungen Ihres Lebensstils können Sie proaktiv vorgehen, um Divertikulitis-Schübe zu vermeiden und die Verdauungsgesundheit langfristig zu verbessern.

Regelmäßige Kontrolluntersuchungen und Überwachungen.

Während die Aufrechterhaltung eines gesunden Lebensstils und gesunder Essgewohnheiten für die Kontrolle einer Divertikulitis von entscheidender Bedeutung ist, sind für eine langfristige Gesundheit auch regelmäßige Kontrolluntersuchungen und Überwachungen durch Ihren Arzt unerlässlich.

Die Bedeutung von Folgeterminen

- Überwachung des Krankheitsverlaufs: Regelmäßige Besuche ermöglichen Ihrem Arzt, die Wirksamkeit Ihres aktuellen Behandlungsplans zu beurteilen und gegebenenfalls Änderungen vorzunehmen.
- Überwachung auf Komplikationen: Auch bei guter Behandlung können Probleme auftreten. Regelmäßige Kontrolluntersuchungen ermöglichen eine frühzeitige Erkennung und Behandlung möglicher Probleme.
- Ansprechen etwaiger Probleme: Dies ist eine Gelegenheit, etwaige neue Symptome, Fragen oder

Bedenken bezüglich Ihrer Gesundheit oder Behandlung anzusprechen.

Die Häufigkeit der Nachuntersuchungen richtet sich nach Ihren individuellen Umständen, der Schwere Ihrer Divertikulitis und eventuell vorhandenen anderen gesundheitlichen Problemen.

Ihr Arzt wird Ihnen auf der Grundlage Ihres Bedarfs konkrete Empfehlungen geben.

Bedenken ausräumen

Offener Kontakt mit Ihrem Arzt ist für eine erfolgreiche Divertikulitis-Behandlung unerlässlich. Bitte zögern Sie nicht:

- Stellen Sie Fragen: Wenn Sie Fragen oder Bedenken zu Ihrer Krankheit, Behandlungsmöglichkeiten oder Lebensstilvorschlägen haben, zögern Sie nicht, Ihren Arzt zu konsultieren.
- Melden Sie neue oder sich verschlimmernde Symptome: Informieren Sie Ihren Arzt sofort, wenn Sie neue oder sich verschlimmernde Symptome bemerken, egal wie geringfügig sie erscheinen.

- Besprechen Sie etwaige Schwierigkeiten: Wenn Sie Probleme haben, Ernährungs- oder Lebensstilempfehlungen einzuhalten, wenden Sie sich an Ihren Arzt. Er kann Ihnen Hilfe und Anleitung bieten, um Ihnen bei der Bewältigung etwaiger Herausforderungen zu helfen.

Indem Sie aktiv an Ihrer Gesundheitsvorsorge teilnehmen und eine offene Kommunikation mit Ihrem Arzt pflegen, können Sie eine ausgezeichnete Divertikulitis-Therapie sicherstellen und das Risiko von Komplikationen verringern.

KAPITEL FÜNF: LEBEN MIT DIVERTIKULITIS.

Mit den emotionalen Auswirkungen fertig werden

Das Leben mit Divertikulitis kann emotional belastend sein, insbesondere wenn es zu Krankheitsschüben kommt oder die Möglichkeit von Problemen besteht.

Das Erkennen und Ansprechen dieser emotionalen Aspekte ist von entscheidender Bedeutung für die Aufrechterhaltung des allgemeinen Wohlbefindens und für ein belastbares Beschreiten des Weges.

Emotionale Herausforderungen verstehen.

Divertikulitis kann verschiedene emotionale Reaktionen hervorrufen, darunter:

- Angst und Sorge: Die Unvorhersehbarkeit der Krankheitsschübe sowie die Möglichkeit möglicher Folgen können Angst und Sorge auslösen und so alltägliche Aktivitäten und Entscheidungen beeinträchtigen.

- Gereiztheit und Wut: Der Umgang mit anhaltenden Symptomen, Nahrungsmitteleinschränkungen und Veränderungen des Lebensstils können zu Gereiztheit und Unmut führen.
- Depression und Traurigkeit: Körperliche Einschränkungen und die damit einhergehende Beeinträchtigung der Lebensqualität können zu Melancholie und Depression führen.
- Soziale Isolation: Die Angst vor der Kontrolle der Symptome in sozialen Situationen oder auf Reisen kann zu Vermeidung und Rückzug führen.

Es ist wichtig zu erkennen, dass diese Gefühle natürlich und verständlich sind. Das Erkennen und Akzeptieren dieser Emotionen ist der erste Schritt zum richtigen Umgang mit ihnen.

Ich suche Unterstützung.

Sie müssen sich diesen Problemen nicht allein stellen. Die Hilfe anderer kann Ihr emotionales Wohlbefinden deutlich verbessern.

- Kommunizieren Sie mit Ihren Lieben: Besprechen Sie Ihre Gefühle und Sorgen mit Ihrer Familie und Ihren

Freunden. Ihr Verständnis und ihre Unterstützung können wirklich hilfreich sein.
- Treten Sie einer Selbsthilfegruppe bei: Der Kontakt mit Menschen, die ähnliche Erfahrungen durchmachen, fördert das Gemeinschaftsgefühl und das Verständnis. Sie können Informationen austauschen, Mut machen und voneinander lernen, wie man damit umgeht.
- Suchen Sie professionelle Hilfe: Wenn Sie Schwierigkeiten haben, mit den emotionalen Auswirkungen einer Divertikulitis umzugehen, sollten Sie mit einem Therapeuten oder Berater sprechen. Sie können Ihnen Werkzeuge und Strategien zur Bewältigung von Angst, Traurigkeit und anderen emotionalen Problemen bieten.

Erinnern :

- Es ist ganz natürlich, dass Menschen mit Divertikulitis unterschiedliche Gefühle haben.
- Scheuen Sie sich nicht, Hilfe bei Ihren Lieben, Selbsthilfegruppen oder Psychologen zu suchen.
- Integrieren Sie Stressbewältigungspraktiken in Ihren Alltag, um Ihr emotionales Wohlbefinden zu verbessern.

Eine positive Einstellung bewahren.

Das Leben mit Divertikulitis ist zwar mit Hindernissen verbunden, eine positive Einstellung kann sich jedoch erheblich auf Ihr allgemeines Wohlbefinden und Ihre Fähigkeit auswirken, mit der Krankheit wirksam umzugehen.

Fokus auf kontrollierbare Faktoren

Der Umgang mit einer chronischen Krankheit wie Divertikulitis kann bei Ihnen zu Überforderung oder Enttäuschung führen.

Wenn Sie sich jedoch auf die Dinge konzentrieren, über die Sie Kontrolle haben, kann Ihnen das Kraft geben und Ihnen ein Gefühl der Handlungsfähigkeit vermitteln. Dazu gehören:

- Ernährungsgewohnheiten: Eine ballaststoffreiche Ernährung und eine intelligente Lebensmittelauswahl können die Wahrscheinlichkeit von Krankheitsausbrüchen erheblich minimieren und gleichzeitig die Darmgesundheit verbessern.
- Lebensgewohnheiten: Regelmäßige Bewegung, Strategien zur Stressbewältigung und ausreichend Schlaf können dazu beitragen, die allgemeine Gesundheit zu verbessern und das Risiko von Problemen zu senken.

- Proaktive Selbstfürsorge: Indem Sie Ihren Zustand kennen, regelmäßige Kontrolluntersuchungen wahrnehmen und offen mit Ihrem Arzt kommunizieren, können Sie aktiv an Ihrer Gesundheit mitwirken.

Indem Sie sich auf diese kontrollierbaren Aspekte konzentrieren, können Sie Ihre Perspektive ändern und sich nicht mehr als Opfer Ihrer Erkrankung, sondern als aktiver Teilnehmer an Ihrem eigenen Weg zu mehr Gesundheit fühlen.

Ziele setzen und Erfolge feiern

Das Setzen realistischer Ziele und die Anerkennung Ihrer Erfolge, egal wie gering sie auch sein mögen, kann Ihnen helfen, motiviert und optimistisch zu bleiben.

- Setzen Sie sich SMART-Ziele, die spezifisch, messbar, erreichbar, relevant und zeitgebunden sind. Anstatt zu sagen: „Ich möchte mich gesünder ernähren", setzen Sie sich ein Ziel wie: „Ich werde in der nächsten Woche jeden Tag zwei Portionen Gemüse in mein Mittag- und Abendessen integrieren."
- Führen Sie ein Notizbuch oder verwenden Sie ein Tracking-Tool, um Ihren Fortschritt in Richtung Ihrer

Ziele zu verfolgen. Dies kann Ihnen dabei helfen, auf Kurs zu bleiben und sich Ihre Erfolge vorzustellen.
- Feiern Sie Ihre Erfolge: Erkennen und belohnen Sie sich für das Erreichen Ihrer Ziele. Diese positive Verstärkung kann Ihnen helfen, Selbstvertrauen und Motivation zu gewinnen.

Der Fortschritt ist nicht immer geradlinig. Unterwegs kann es Schwierigkeiten geben. Seien Sie nachsichtig mit sich selbst, lernen Sie aus allen Hindernissen und machen Sie weiter.

KAPITEL SECHS: BONUS.

Häufig gestellte Fragen.

Häufige Bedenken und Missverständnisse.

Das Leben mit Divertikulitis wirft häufig zahlreiche Fragen und Sorgen auf.

In diesem Abschnitt werden einige der am häufigsten gestellten Fragen beantwortet und verbreitete Missverständnisse in Bezug auf die Krankheit ausgeräumt.

- Kann ich Divertikulitis vollständig vermeiden? Es gibt zwar keine 100 % sichere Methode, Divertikulitis zu vermeiden, aber eine ballaststoffreiche Ernährung, ein gesundes Körpergewicht, regelmäßige Bewegung und Raucherentwöhnung können dazu beitragen, Ihr Risiko zu minimieren.
- Ist Divertikulitis identisch mit Dickdarmkrebs? Nein, Divertikulitis und Dickdarmkrebs sind zwei verschiedene Erkrankungen. Allerdings können sich bestimmte Symptome überschneiden. Gehen Sie daher für eine vollständige Diagnose und Untersuchung zu Ihrem Arzt.

- Darf ich Nüsse und Samen essen, wenn ich an Divertikulitis leide? Früher ging man davon aus, dass Nüsse und Samen sich in Divertikeln festsetzen und Ausbrüche verursachen könnten. Neuere Erkenntnisse deuten jedoch darauf hin, dass sie für Personen mit Divertikulitis im Allgemeinen harmlos sind und in Kombination mit einer ballaststoffreichen Ernährung sogar von Vorteil sein können.
- Ist bei Divertikulitis eine Operation erforderlich? Die Behandlung einer Divertikulitis erfordert nicht unbedingt eine Operation. Viele Fälle können mit konservativen Behandlungen wie Ernährungsumstellungen, Antibiotika und Schmerzmitteln erfolgreich kontrolliert werden. Wiederkehrende Schübe, Komplikationen oder schwere Symptome können jedoch einen chirurgischen Eingriff erforderlich machen.
- Verursacht Stress Divertikulitis? Obwohl Stress nicht direkt Divertikulitis verursacht, kann er bei manchen Menschen Schübe verschlimmern. Der Umgang mit Stress mit Entspannungstechniken und einer gesunden Lebensführung ist für das allgemeine Wohlbefinden und die Verdauung entscheidend.

- Ist Divertikulitis erblich? Es könnte eine genetische Veranlagung zu Divertikulose und Divertikulitis geben. Wenn die Erkrankung in Ihrer Familie vorkommt, sollten Sie sich Ihres Risikos bewusst sein und Vorsichtsmaßnahmen ergreifen.

Expertenantworten

In diesem Teil geben wir Expertenantworten auf einige der spezifischeren Fragen, die Menschen mit Divertikulitis haben können.

Diese Antworten basieren auf aktuellen medizinischen Erkenntnissen und Forschungsergebnissen. Für eine spezifische Beratung ist es jedoch immer am besten, Ihren Arzt aufzusuchen.

- Kann ich Popcorn essen, wenn ich an Divertikulitis leide? Popcorn wird während eines Krankheitsschubs normalerweise nicht empfohlen, da es schwer verdaulich ist und den gereizten Dickdarm reizen kann. Wenn Ihre Symptome jedoch nachgelassen haben, können Sie im Rahmen einer ballaststoffreichen Ernährung allmählich wieder in Maßen Popcorn essen.

- Welche Aktivität ist bei Divertikulitis am besten? Jede Aktivität mittlerer Intensität, die Ihnen Spaß macht und die Sie regelmäßig ausüben können, ist bei Divertikulitis hervorragend geeignet. Schnelles Gehen, Schwimmen, Radfahren und Yoga sind allesamt ausgezeichnete Möglichkeiten.
- Führt Divertikulitis zu Gewichtsverlust? Ja, Divertikulitis kann manchmal zu Gewichtsverlust führen, insbesondere während Schüben. Dies kann mit Appetitlosigkeit, Übelkeit, Erbrechen oder diätetischen Einschränkungen zusammenhängen. Unbeabsichtigter Gewichtsverlust sollte jedoch immer von einem Arzt untersucht werden, um andere zugrunde liegende Ursachen auszuschließen.
- Beeinträchtigt eine Divertikulitis die Fruchtbarkeit? Eine Divertikulitis beeinträchtigt die Fruchtbarkeit nicht direkt. In seltenen Fällen können jedoch schwere Komplikationen wie Abszesse oder Fisteln die Geschlechtsorgane schädigen und die Fruchtbarkeit beeinträchtigen.
- Kann Divertikulitis geheilt werden? Obwohl es für Divertikulose, die Grunderkrankung, die Divertikulitis verursachen kann, keine Heilung gibt, können Schübe mit der richtigen Therapie und Änderungen des

Lebensstils wirksam behandelt werden. Indem Sie proaktiv Maßnahmen ergreifen, um die Darmgesundheit zu erhalten und Komplikationen zu vermeiden, können Sie die Auswirkungen der Divertikulitis auf Ihr Leben verringern.

In diesem Abschnitt werden häufige Fragen und Missverständnisse zum Thema Divertikulitis beantwortet. Er ersetzt jedoch keinen professionellen medizinischen Rat.

Wenden Sie sich immer an Ihren Arzt, um eine persönliche Beratung und Antworten auf spezielle Fragen zu Ihrer Gesundheit zu erhalten.

ABSCHLUSS

In diesem Handbuch geht es uns darum, Divertikulitis zu verstehen, zu behandeln und schließlich danach zu genesen. Wir haben die Komplexität der Krankheit, ihre Symptome und die vielen verfügbaren Behandlungsmöglichkeiten untersucht.

Wir haben die Wirksamkeit von Ernährungs- und Lebensstiländerungen untersucht und dabei den Wert einer ballaststoffreichen Ernährung, regelmäßiger Bewegung, Stressbewältigung und proaktiver Selbstfürsorge hervorgehoben.

Beachten Sie die folgenden wichtigen Punkte:

- Divertikulitis ist eine weit verbreitete, aber behandelbare Erkrankung.
- Eine frühzeitige Diagnose und Behandlung sind entscheidend, um Probleme zu vermeiden.
- Eine ballaststoffreiche Ernährung bildet die Grundlage für eine langfristige Behandlung.
- Änderungen des Lebensstils, wie etwa körperliche Betätigung und Stressabbau, sind wichtig, um Erkrankungen vorzubeugen und die allgemeine Gesundheit zu verbessern.

- Scheuen Sie sich nicht, Hilfe bei Ihren Lieben, Selbsthilfegruppen oder Psychologen zu suchen.
- Behalten Sie eine positive Einstellung bei und konzentrieren Sie sich auf die Bereiche Ihrer Gesundheit, die Sie bewältigen können.

Mit dem Wissen und den Taktiken in diesem Handbuch können Sie Ihre Verdauungsgesundheit in den Griff bekommen und die Hindernisse einer Divertikulitis souverän bewältigen.

Denken Sie daran, Sie sind auf diesem Weg nicht allein. Millionen Menschen auf der ganzen Welt führen trotz ihrer Krankheit ein erfülltes Leben.

Wir respektieren Ihren Beitrag und würden uns freuen, von Ihren Erfahrungen mit „The Ultimate Diverticulitis Handbook" zu hören. Bitte nehmen Sie sich die Zeit, eine ehrliche Bewertung abzugeben und uns mitzuteilen, wie Ihnen dieses Buch bei Ihrem Streben nach einer gesunden Verdauung geholfen hat. Ihre Erkenntnisse können andere Menschen, die mit Divertikulitis zu kämpfen haben, inspirieren und ermutigen.

Denken Sie daran, dass Sie fähig und belastbar sind und ein erfülltes Leben verdienen. Akzeptieren Sie das Wissen, das Sie erhalten haben, unternehmen Sie proaktiv Anstrengungen, um Ihre Gesundheit zu verbessern, und leben Sie auch nach einer Divertikulitis weiter.

www.ingramcontent.com/pod-product-compliance
Lightning Source LLC
Chambersburg PA
CBHW030049230526
45471CB00003B/1003